# Fruto maravilloso para el tratamiento del cáncer y otras enfermedades

**Victor valenz**

# DEDICATORIA

Este libro se lo dedico en especial a mi esposa Mirla, que me apoyado en todo este proceso y a todos mis amigos que me ayudaron a ser esto realidad..

# CONTENIDO

En este pequeño libro informativo  pretendo dar a conocer los usos y beneficios de la guanábana, para la prevención y tratamiento del cáncer y otras enfermedades. Hago esto ya que sé que muchas personas no conocen de sus múltiples y maravillosos beneficios.

Y deseo amigo lector que usted sea una de los que se beneficie de esta información y la pueda divulgar a otros que estén necesitados de ella.

## Que es el cáncer:

El cáncer según Wikipedia: es una enfermedad provocada por un grupo de células que proliferan sin control y se multiplican de manera autónoma, invadiendo localmente y a distancia otros tejidos, el cáncer causa la muerte del 13% de todas las enfermedades.

Esta maligna enfermedad cada vez se hace más común en la población y lo peor es que la medicina tradicional no ha encontrado una cura. Lo que hacen es tratar de alargarte la vida un poco más con tratamientos paliativos como la quimo terapia que en muchos casos, más es lo que daña al cuerpo que lo que lo cura, matando tanto células malas como buenas.

Una de las investigaciones más importantes sobre el cáncer, nos ha revelado algo en común sobre los parásitos en nuestro organismo, todas las personas con cáncer están infectadas de parásitos. Los parásitos con los desechos que fabrican con sus orinas y sus excrementos crean tanto toxico en nuestro cuerpo que el mismo pone en marcha mecanismos de defensa para eliminarlos, quedándose por lo tanto con las defensas bajas, para pelear contra cualquier tipo de cáncer con sus células cancerígenas deteriorando el cuerpo.

De ahí que esta fruta La Guanábana es importante porque esta al comernos su pulpa o tomárnosla de alguna forma ya sea haciendo té con sus hojas, elimina todo tipo de parásitos de nuestro cuerpo. Dándole la oportunidad de mantener las defensas altas para combatir cualquier enfermedad como el cáncer.

Fuente:

http://es.wikipedia.org/wiki/C%C3%A1ncer

## Datos Generales de la Guanábana:

La guanábana es un arbusto, perteneciente a la familia de las Anonáceas, que alcanza entre cinco y nueve metros de altura, de madera y hojas suaves, perennes, de 6 a 20 cm de largo y de 2 a 7 cm de ancho, de forma oblonga o elíptica y de mal olor. Sus flores que son pequeñas (4.5 cm de longitud) emergen en cualquier lugar del tallo o ramas. Se multiplica por semilla o por injerto. Crece bien en alturas inferiores de los 1000 msnm., en zonas de clima cálido y seco con temperaturas medias de 25 a 28ºC, con una precipitación anual de más de 1000 mm y una estación seca marcada. No es exigente en cuanto a suelos, pero es sensible a la asfixia. Existe gran cantidad de variedades, se clasifican por su sabor en dulces, semidulces y ácidas.

**Descripción:** el fruto es un sincarpio grande de forma ovoide, acorazonada o irregular, de color verde oscuro que pesa entre 2 y 7 Kg. La cáscara es débilmente coriácea, erizada de espinas carnosas y de sabor amargo. Su pulpa es blanda, de color blanco, muy jugosa, con suave aroma, agradable sabor (agridulce) y gran contenido de semillas de forma ovoide. Es una fruta con grandes propiedades alimenticias y medicinales.

**Origen y Localización:** es originaria de la región tropical de Sudamérica. Actualmente se cultiva desde el sur de la Florida hasta el sur de Brasil.

**Composición nutricional:** 100 gramos de parte comestible tienen la siguiente composición:

| COMPUESTO | CANTIDAD |
|---|---|
| Calorías | 53.1 – 61.3 |
| Agua | 82.8 g |
| Carbohidratos | 14.63 g |
| Grasas | 0.97 g |
| Proteínas | 1.0 g |
| Fibra | 0.79 g |
| Cenizas | 0.6 g |
| Calcio | 10.3 mg |
| Fósforo | 27.7 mg |
| Hierro | 0.64 mg |
| Tiamina | 0.11 mg |
| Riboflavina | 0.05 mg |
| Niacina | 1.28 mg |
| Acido ascórbico | 29.6 mg |

Fuente: Purdue University (USA). Fruits of warm climates. Julia F. Morton, Miami, FL.

Datos obtenidos de la página de la FAO.

© FAO, 2006 GUANÁBANA (Annona muricata) URL:http://www.fao.org/inpho_archive/content/documents/vlibrary/AE620s/Pfrescos/GUANABANA.HTM, fecha de acceso 03/05/2013

## Estudios científicos.

Se han realizado varios estudios sobre los beneficios de la guanábana, especialmente los componentes de sus hojas, entre estas investigaciones se puede mencionar la realizada en conjunto por la facultad de farmacia y bioquímica de la Universidad Nacional de Mayor de San Marcos y la Universidad Peruana de Cayetano, en que consistía esta investigación;

Esta investigación consistía en determinar la actividad antitumoral del extracto etanólico de hojas de Annona muricata (la guanábana) "in vitro" en líneas celulares de adenocarcinoma de pulmón y gástrico. Esto quiere decir que usaron el extracto de las hojas de la guanábana para el estudio del efecto que este causaría en la células cancerígenas el pulmón.

El estudio también nos dice: Se enfrentó el extracto etanólico de hojas de Annona muricata en cultivos "in vitro" de líneas celulares tumorales y se comparó su actividad con el fármaco 5 Fluoruracilo; Ósea que realizar el estudio con dos muestras de células cancerígenas, en una se le aplico el extracto de la hoja de la guanaba y en la otra muestra el fármaco "5 Fluorucacilo".

A qué conclusiones o que resultado les arrojo esta investigación a los científicos, en el informe nos dice los siguientes resultados o mejor dicho las conclusiones a las que llegaron estos científicos:

"El extracto etanólico de hojas de annona muricata mostró tener efecto citotóxico sobre las líneas tumorales C678 y H460. Las concentraciones de extracto etanólico utilizadas parecen ser más citotóxicas que las concentraciones homólogas de 5 Fluoracillo."

Que significa más citotoxicas; esto quiere decir más dañina para la célula, que nos dice todo esto, bueno que según el estudio que se realizó el extracto de la hojas de guanábana logro ser más efectivo a la hora de matar o eliminar a las células cancerígenas que la otro sustancia que se utiliza en la quimioterapia.

Fuente de la información:

Quispe, Angel, Zavala, David, Posso, Margarita, Rojas, Jorge, Vaisberg, Abraham. Efecto citotóxico de Annona muricata (guanábana) en cultivo de líneas celulares de adenocarcinoma gástrico y pulmonar. CIMEL Ciencia e Investigación Médica Estudiantil Latinoamericana [en línea] 2007, 12 (Sin mes) : [fecha de consulta: 3 de mayo de 2013] Disponible en:**<http://www.redalyc.org/articulo.oa?id=71712105>** ISSN 1680-8398

## Porque no es común su uso:

Después de leer estos estudios y otros estudios varios que se han hecho (el lector tiene la libertad de buscar más información de los otros muchos estudios realizados en internet ) y comprobado el efecto de esta fruta, tanto sus hojas, pulpa o raíces en el beneficio del organismo, limpiado nuestro cuerpo de paraisitos, que nos reducen nuestras defensas contra las enfermedades, matando células cancerígenas de nuestro cuerpo de forma mucha más efectiva que los obtenidos por medio de la quimioterapia, sin contar los efectos secundarios que estos producen al cuerpo como son: la pérdida de peso, la caída del cabello, nauseas, vómitos, dolor. Además que la guanaba destruye, elimina las células cancerígenas, no daña las células buenas como lo hace la quimioterapia que destruye sin distinción las células buenas, como las malas. Por eso es que la guanábana están maravillosa ya que no destruya al organismo si no que lo sana y a la vez lo hace fuerte no lo debilitad

Entonces Porque no se ha difundido más el uso de esta maravillosa planta?

Queridos amigos sé que ustedes se estarán haciendo esa pregunta, pues la respuesta es muy simple, paso lo mismo que a pasada por muchos años atrás, no se da a conocer todo esto por culpa de la codicia.

Si la codicia de las compañías de salud que velan más por ganar dinero que por darnos salud. El árbol de la guanábana es un producto natural, no hay manera de que ellos puedan lograr sacar jugosos beneficios de ello. Es por ello que están interesados en fabricar una versión sintética que produzca los mismos resultados que la fruta original y así poder vendérnosla y ganar billones de dólares. Y como esta versión sintética no la han podido realizar ya que nunca es lo mismo lo natural que lo creado en los laboratorios, están obstruyendo y desmintiendo cualquier información al respecto sobre los beneficios de la guanábana

<u>Para que enfermedades se recomienda su uso:</u>

Entre sus múltiples usos podemos que sirve para:

Asma.

Desordenes del hígado.

Combatir Tumores.

La Diabetes.

La Hipertensión.

Combatir el cáncer.

Estreñimiento.

La gripe.

El cátaro.

La sinusitis.

Regula la flora intestinal.

## Propiedades medicinales de la guanábana según sus partes:

Insecticida: para eliminar los mosquitos se puede utilizar las hojas y la raíz.

Desparasitante: la corteza, las hojas y la pulpa tienen el poder de matar cualquier clase de lombrices.

Asma: las hojas y las flores tienen el poder de curar cualquier enfermedad como la bronquitis y el asma.

Contra las bacterias: la corteza de la guanábana es un potente combatiente contra las bacterias e impide que se sigan multiplicando.

Contra las ulceras: la corteza ayuda a cicatrizar ulceras del estómago como la gastritis.

Contra la diarrea: la pulpa de la guanábana ayuda a controlar la diarrea.

Contra la diabetes: las hojas de la guanábana se utilizan para controlar la diabetes.

Contra los cólicos: el uso de las hojas en te ayuda aliviar los cólicos menstruales.

Obesidad: ayuda a eliminar las grasas.

Diurético: ayudando a eliminar las toxinas por medio de la orina.

Contra cáncer: previene y cura varios tipos de cáncer. Las hojas y la pulpa.

## La aplicación de la guanaba contra el cáncer:

Existen diferentes formas y maneras de consumir la guanábana y la mejor forma de hacerlos es consumirla a lo natural, la fruta misma y sus componentes ya sean las hojas, raíces, corteza y la pulpa misma. Ahí es donde está el verdadero poder curativo, donde le podemos sacar el máximo provecho a esta maravillosa planta.

No se recomienda comprar las pastillas que dan en los centros naturistas debido a que en estas en muchas ocasiones están alteradas y disminuye su poder curativo, pudiendo con esto no tener los resultados esperados.

Se recomienda para el tiramiento del cáncer hacer té de las hojas de la guanábana del siguiente manera:

Poner en agua alrededor de 2 litros de agua unas 7 o 8 hojas de guanábana ya bien desarrolladas a fuego lento, apenas comienza a hervir el agua dejar unos 5 minutos, entonces apagar, se cuela y se toma tres veces al día, la primera toma que sea en ayuna para que el organismo absorba más rápido los nutrientes curativos que van a combatir las células cancerígenas.

No utilizar recipientes de aluminio.

Se debe comenzar con una dosis pequeña medio vaso por ejemplo por una semana, para que el cuerpo vaya asimilando poco a poco los agentes curativos de las hojas de la guanábana.

Importante se debe seguir el tratamiento por tres semanas y luego descansar una y así sucesivamente hasta obtener la mejoría.

Como ven las contradicciones son minúsculas comparados con los efectos de las quimioterapias, al principio puede tener diarrea, dolor que no es más que los efectos del cuerpo ante los agentes curativos.

Si va a consumir la fruta también (pulpa) se recomienda consumir primero pequeñas raciones por ejemplo un cuarto de fruta, luego ir aumentando poco a poco a media fruta hasta alcanzar a comer toda una fruta al día.

Las mujeres embarazadas se recomiendan solo consumir uno pequeño trozo nada más.

## Apuntes finales:

Ahora que ya sabemos todos las propiedades de la fruta de la guanábana, les recomiendo a cualquiera que tenga un espacio en su casa sembrar un árbol y consumir la fruta.

Aprendimos que el uso de la guanábana en el tratamiento y prevención del cáncer es mucho más efectiva que el uso de las quimioterapias, esto con estudios los estudios científicos dados.

Practicando una vida sana, haciendo ejercicios dejando la vida sedentaria, el abuso del alcohol y las drogas, consumiendo la guanábana ya sea en te o el fruto de la misma, nos dará un cuerpo libre de enfermedades, para tener una larga y placentera vida.

Por ultimo siempre que tengan la oportunidad de consumir, ya sea en jugo, batido o el fruto mismo de la guanábana no lo duden y háganlo.

Divulguen esta información para que otros también tengan el beneficio de esto.

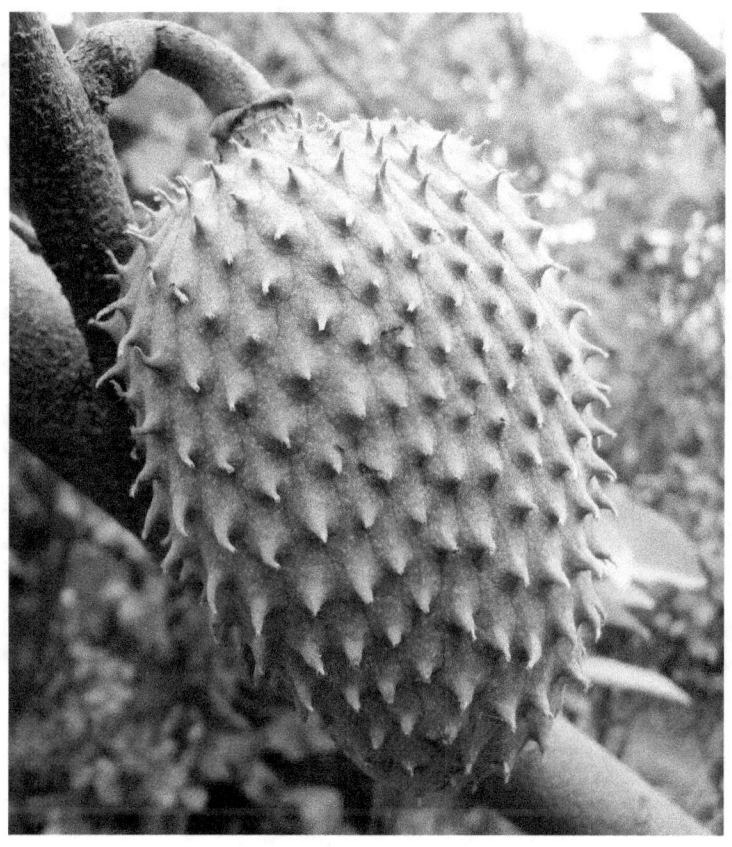

Imagen de la Guanábana

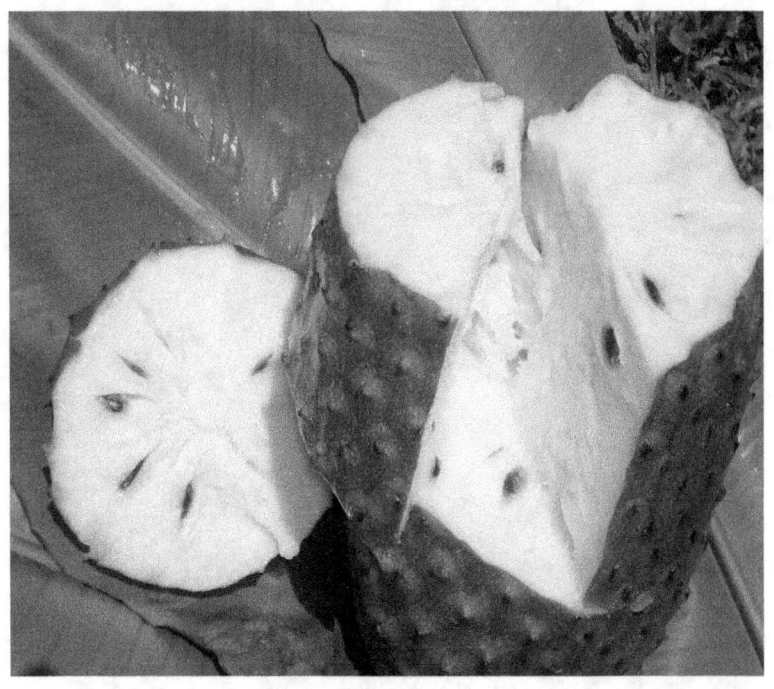

La Guanábana por dentro y sus semillas

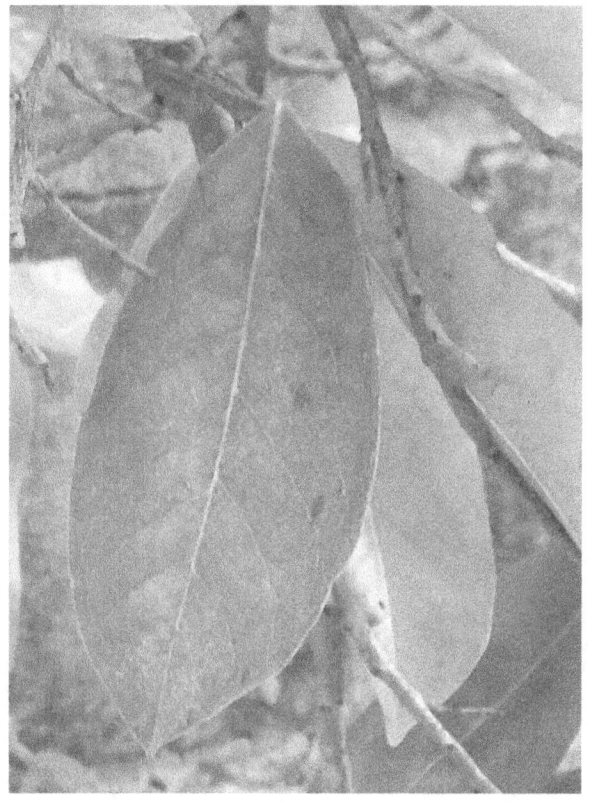

La hoja del árbol de la Guanábana

Victor Valenz